Extrait du *Marseille-Médical*
N° 22. — 15 novembre 1906.

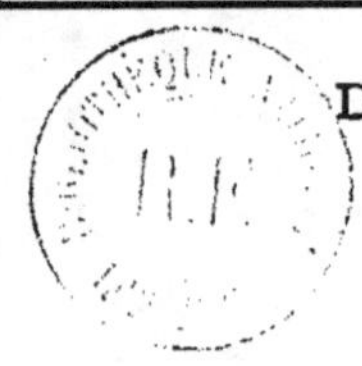

Dr Omer MARQUEZ

NÉCESSITÉ
D'UNE
POLICE DES LAITERIES

Imprimerie Marseillaise.

Dr Omer MARQUEZ

NÉCESSITÉ

D'UNE

POLICE DES LAITERIES

Mémoire présenté au Congrès national d'Hygiène et de Salubrité publiques, tenu à Marseille, en octobre 1906.

NÉCESSITÉ

D'UNE

POLICE DES LAITERIES

Par le Dr Omer MARQUEZ

Président du Syndicat médical d'Hyères,

Membre correspondant des Académies de Médecine de Paris et de Turin.

Le lait joue un rôle si considérable dans l'alimentation de l'homme, à tous les âges de sa vie, qu'il doit avoir titre à une place dans le cadre des études d'un Congrès d'Hygiène de l'envergure de celui qui nous réunit aujourd'hui, comme il en a une dans les préoccupations journalières des médecins, des hygiénistes par devoir professionnel. Ce rôle, qui devrait être toujours et partout de bienfaisance, peut être faussé par adultération frauduleuse du lait ou par recel dans sa masse de germes morbides ; cela, lorsqu'il provient de bêtes malsaines, de vaches atteintes de quelque maladie infectieuse : typhus, aphtose, tuberculose ou autre.

Dans l'exposé de la question que j'ai pensé pouvoir introduire devant vous, je vais ne mettre en cause que la tuberculose, parce que cette maladie sévit fréquemment sur l'espèce bovine et que, décimant la population de tous les pays, elle est devenue un des soucis les plus inquiétants de notre époque.

Le lait, plus ou moins infecté de bacilles tuberculeux — lui et ses dérivés, la crème, le beurre, le fromage frais ou non — peut transmettre la tuberculose à l'homme, plus facilement à l'enfant, surtout au nourrisson. Il y a donc là, — et parfaitement établi par de minutieuses données de la bactériologie et des constatations dues à de sévères cliniciens, — un danger pour la santé publique. Aussi, le Syndicat des Médecins d'Hyères (1), conscient de la nécessité de voir assurer à la clientèle hivernale et à la population sédentaire de cette ville que le lait de leurs fournisseurs est indemne d'altération morbide ou frauduleuse, a-t-il voulu, dès sa fondation, il y a près de cinq ans, appeler l'attention de l'autorité municipale sur l'importance du service à attendre de la création d'une « Police des laiteries ».

Je dis laiteries, visant plus loin que l'étable et ses pensionnaires.

Pour conduire à un résultat satisfaisant dans l'œuvre de préservation que nous avons en vue, il faut d'abord ne pas avoir à l'étable des vaches malades.

Une inspection vétérinaire des vacheries industrielles, dans les départements, telle qu'elle a été demandée en 1888, par M. Butel et par M. Laquerrière, au premier Congrès de la Tuberculose, et redemandée avec instance au Congrès international de 1905, par M. Martel et par MM. Arloing et Vallée, pourrait réussir à faire disparaitre de l'étable les vaches en état de tuberculose diagnosticable. A défaut de pareille organisation, le Maire d'Hyères, en 1903 (2), soucieux des intérêts sanitaires de ses administrés, a bien voulu ne pas se dérober à nos appels, tenter auprès des laitiers du pays l'essai de conseils utiles à leur industrie et leur expliquer la portée du service que pourrait leur rendre la pratique de la tuberculination, tout en reconnaissant que l'on n'a pas le droit de l'imposer, mais en faisant remarquer que son adoption pourrait motiver les préférences du client, simple particulier ou établissement public, hôpital, crèche, etc. De plus, il a eu l'heureuse idée de donner à l'Inspecteur vétéri-

(1) Le Syndicat médical du canton d'Hyères a pour objet, entre autres : « d'étudier et de préparer, de concert avec la Municipalité, l'application des mesures d'hygiène capables d'assurer la protection de la santé publique dans la ville et dans le canton ».

(2) M. le pharmacien Massel.

naire de la ville, — fonctionnaire municipal, — mission de visiter, de temps à autre, les vacheries du territoire de sa commune, à l'effet de conseils, pour leur tenue en conformité des besoins de l'hygiène ; par suite, pour le maintien en bonne santé de leurs animaux, mission toute bienveillante, capable de promettre au consommateur un lait de provenance moins inquiétante, le public n'ignorant pas qu'elle est l'objet de soins officieux. C'est un encouragement.

Mais dans cette grave question du danger auquel expose l'usage de lait provenant de vaches atteintes d'une maladie infectieuse, comme la tuberculose, il ne suffit pas de savoir à l'étable, aussi bien tenue que l'on voudra, des bêtes en santé reconnue bonne, avec ou sans la garantie de la facultative tuberculination ; il ne suffit pas davantage de savoir que le lait de ces vaches, au cours de sa circulation en ville, pour le service de la clientèle, sera épié par la méfiante Police ; que celle-ci, au hasard de ses vouloirs indiscrets, lui ménagera la surprise d'un contrôle qui, destiné à dépister la fraude, ne voudra pas toujours s'en tenir aux seules révélations du pèse-lait le plus ingénieux et l'enverra, par échantillons adroitement prélevés, au laboratoire d'un chimiste agréé par la municipalité, pour y être analysé au point de vue bacillaire ou de toute autre souillure et cause de dépréciation, comme l'abus de l'écrémage et du vulgaire mouillage.

Sans doute, cette manière de procéder serait déjà de bon exemple et dans les voies conduisant au but où tendent nos vœux.

Pour être complet, il faudrait pouvoir donner l'assurance que le lait de ces vaches, hygiéniquement entretenues, a été tiré, recueilli, logé, manipulé, conservé, transporté, distribué dans des conditions de propreté et de salubrité qui le mettent à l'abri de toute altération évitable et lui conservent, avec sa virginale pureté, les propriétés qui en font un aliment précieux et un agent thérapeutique souvent utile.

Notre prétention au droit de suivre ainsi le lait, de sa source à son débit, et de prescrire que le commerce que l'on en fait se fasse avec ordre et une scrupuleuse propreté, ne me semble rien avoir d'irrationnel ni d'excessif. Je ne crois pas que nous soyons seuls à le penser. Une preuve : l'expression que l'on en rencontre sous la plume de M. Chambrelent qui, au Congrès de Climatologie et d'Hygiène urbaine d'Arcachon, en 1905, « du fait que la mauvaise qualité du lait peut être la cause de maladies virulentes conclut à la nécessité d'une surveillance méthodique, tant des animaux qui le fournissent que des ustensiles destinés à le recevoir ».

Contre le danger dont il s'agit, l'ébullition n'est qu'un palliatif ; elle laisse debout le problème de la préservation du lait en nature. Ce problème mérite, à coup sûr, que l'on en cherche la solution dans la création d'un service d'inspection spécial, une « Police des laiteries » non illusoire. A cette fin, faudrait-il le secours d'une loi nouvelle ? Je ne le crois pas. Nous avons la loi de santé du 15 février 1902.

Cette loi fait obligation au maire, dans toute commune, « afin de protéger la santé publique, de déterminer, après avis du Conseil municipal et sous forme d'arrêtés municipaux portant règlement sanitaire : 1° les précautions à prendre, en exécution de l'article 97 de la loi du 5 avril 1884, pour prévenir ou faire cesser les maladies transmissibles visées à l'article 4 de la présente loi » et parmi lesquelles la tuberculose n'a pas manqué de prendre rang. — L'article 97 de la loi du 5 avril 1884, sur lequel s'appuie l'article 1er de la loi de 1902, impose aux maires, en son paragraphe 6, « le soin de prévenir, par des précautions convenables... les accidents et les fléaux calamiteux, tels que... les maladies épidémiques ou contagieuses, les épizooties, etc. »

On voit quelle ampleur peuvent atteindre les pouvoirs d'un maire agissant dans l'intérêt de la santé publique, et combien, dans une localité où seraient établies une ou plusieurs laiteries industrielles, il lui serait facile de bâtir un bon arrêté sur ce considérant, que la tuberculose, à cause des ravages qu'elle exerce dans la population, est une endémie redoutable, un de ces fléaux calamiteux, visés par la loi pour la protection de la santé publique ; que ce fléau est entretenu dans sa permanence par la possibilité de la transmission à l'homme de germes dont est fréquemment infecté le lait de vaches tuberculeuses et qu'il y a nécessité de soumettre l'industrie des laitiers à une surveillance administrative, au double point de vue de la valeur du producteur et des qualités du produit.

De là, un Inspecteur sanitaire ayant charge, — mais en respectant les droits du vétérinaire de l'entreprise, — de veiller sur celle-ci, par tels conseils que la raison d'hygiène lui paraîtra commander, sur l'ensemble et les détails : installation et tenue de l'étable ; régime et santé des animaux ; traite du lait ; local où le conserver et qui ne sera ni la vacherie, ni une chambre habitée ; matériel et ustensiles pour le recueillir, le manipuler et le porter à sa destination ; propreté et santé des gens de service.

Confiée à des vétérinaires assermentés, une « Police des laiteries » aurait pour premier effet d'écarter de l'étable les vaches suspectes, leur état de santé minutieusement constaté, avec ou sans le secours de l'épreuve par la tuberculine, un témoin qui ne se fait pas encore accepter sans conteste ; — pour second effet, de procurer aux consommateurs valides ou malades et aux enfants de tout âge un lait de provenance aussi rassurante que possible et indemne de toute altération frauduleuse... et, par complément, pour la satisfaction générale, d'amener les nourrisseurs, certains d'entre eux au moins, à la crainte du contrôleur, pour ceux-là le commencement de la sagesse.

A Hyères, sous le bénéfice de l'organisation bienveillante dont j'ai dit plus haut l'existence, on fait usage, à l'hôpital et dans nombre de ménages et hôtels, de lait provenant de tuberculinées ; ailleurs, de lait fourni par des vacheries devenues plus soigneuses. — C'est quelque chose. — On pourrait arriver à mieux. L'étranger nous en donne plus d'un exemple.

M. Siegen (de Luxembourg) a déposé, au Congrès de 1888,

que « la mortalité a considérablement diminué dans les localités dotées de laiteries modèles, et que les nourrissons et les enfants faibles qui usent du lait de ces établissements (lesquels sont soumis à un contrôle du genre de celui auquel nous songeons) se développent vigoureusement et prospèrent très bien. »

C'est en Suisse, en Autriche, en Allemagne, en Hollande que cela se passe.

Et l'on ne pourrait, en France, s'armer aussi sérieusement contre un poison dont la malfaisance est connue, contre un ennemi sournois que l'on sait en progrès constant !

Pour nous défendre, nous avons sous la main l'arme utile : l'article 97 de la loi du 5 avril 1884. Sachons nous en servir, partout où ce sera nécessaire, partout où il y aura des laiteries industrielles et le trafic du lait à surveiller.

Veuille votre Congrès, Messieurs, me laisser abriter sous son étiquette de « national » l'appel que je me permets de faire ici à la sollicitude de l'ensemble de nos Maires pour un des détails de leur administration. Il y aurait là, pour eux, une initiative à prendre, un effort à faire. Cet effort, la loi l'autorise ; l'opinion publique le sanctionnerait ; il y a devoir à le tenter, devoir dans un pays où la faiblesse de la natalité et le taux élevé de la mortalité infantile, deux facteurs de déchéance, compromettent la prospérité des familles et l'avenir de la Patrie.

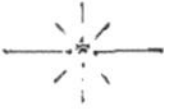

Marseille. — Imprimerie Marseillaise, rue Sainte, 39.

DU MÊME AUTEUR

Phimosis congénital ; pince pour la circoncision, 1856. (*Gazette hebdomadaire de médecine et de chirurgie.*)

Rétrécissements organiques de l'urèthre ; nouvel uréthrotome sur conducteur, 1856. Récompensé par l'Académie de Médecine au concours pour le prix d'Argenteuil, 1858. (*Gazette médicale de Strasbourg.*)

Des propriétés contagieuses du Muguet, 1857. (*Gazette hebdomadaire de médecine et de chirurgie, Société de Médecine de Paris.*)

Note critique sur l'emploi du séton filiforme dans le traitement des bubons suppurés, 1859. (*Gazette hebdomadaire de médecine et de chirurgie, Société de Médecine de Paris.*)

De la prétendue influence de la vaccination sur la production de la fièvre typhoïde, 1857 et 1860. Récompensé (médaille d'argent) par Son Exc. le ministre de l'Agriculture, du Commerce et des Travaux publics, 1859. (*Gazette médicale de Strasbourg,* 1857, et *Bulletin de la Société médicale de l'Yonne,* 1861.)

Travaux de la Société médicale du Haut-Rhin, de 1829 à 1851 (Analyse des) 1859. (*Bulletin de cette Société,* t. Ier Introduction.)

Paralysies consécutives à des angines non diphtériques, 1860. (*Gazette médicale de Strasbourg, Société médicale du Haut-Rhin.*)

De l'opération césarienne après la mort et de l'accouchement forcé avant la mort de la femme enceinte. — De l'avortement provoqué et de l'opération césarienne dans le cas d'excessive étroitesse du bassin, 1861 et 1864. *Gazette médicale de Strasbourg, Société médicale du Haut-Rhin.*)

Stomatoplastie, 1865. (*Gazette médicale de Strasbourg, Société médicale du Haut-Rhin.*)

Cancer du poumon, 1865. (*Gazette médicale de Strasbourg, Société médicale du Haut-Rhin.*)

Calcul salivaire du conduit de Wharton, 1865. (*Gazette médicale de Strasbourg, Société médicale du Haut-Rhin.*)

Note sur l'ulcère perforant (mal perforant) du pied, 1866 (*Gazette médicale de Strasbourg, Société médicale du Haut-Rhin.*)

Contribution à l'histoire de la hernie lombaire, 1869. (*Gazette médicale de Strasbourg, Société médicale du Haut-Rhin.*)

Note sur l'inoculation variolique et la vaccination, 1873 et 1876. (*Bulletin de la Société d'émulation de Belfort.*)

L'hygiène de la vue à l'école primaire, simple note à propos de l'enseignement du dessin, 1877. (*Bulletin de l'instructon publique du territoire de Belfort.*)

Contribution à l'histoire de la lymphorragie et des lymphatocèles, 1879. (*Gazette hebdomadaire de médecine et de chirurgie.*)

Note sur le sable intestinal, 1879. (*Association française pour l'avancement des sciences;* Congrès de Montpellier.)

De la valeur des cautérisations dites indifféremment pointillées ou ponctuées dans le traitement des maladies de l'appareil respiratoire, 1882. (*Union médicale.*)

Farcin chronique chez l'homme, 1884. (*Gazette médicale de Strasbourg, Société médicale du Haut-Rhin.*)

Acrodynie et Arsenicisme, 1889. (*Gazette hebdomadaire de médecine et de chirurgie.*)

Vin arsénié et vente de l'arsenic, 1889. (*Bulletin de la Société de médecine légale.*)

Sur la nécessité de surveiller la vente de l'arsenic et d'exiger la dénaturation de cette substance toxique en dehors des besoins de la pharmacie, 1889. (*Bulletin de l'Académie de Médecine.*)

Hyères (Var), station hivernale. (*Notice médicale.* 5e édition, 1891.)

De l'acétate neutre de plomb, dans le traitement de la pneumonie, 1891. (*Gazette hebdomadaire de médecine et de chirurgie, Association française pour l'avancement des sciences;* Congrès de Marseille.)

Un serment professionnel à Colmar, au XVIe siècle ; coup d'œil dans le passé, 1894. (*Gazette hebdomadaire de médecine et de chirurgie.*)

84

www.ingramcontent.com/pod-product-compliance
Lightning Source LLC
LaVergne TN
LVHW050516160826
845677LV00003B/1163

9782329637174